DU LUPUS

DE

SES DIVERS MOYENS DE TRAITEMENT

ET EN PARTICULIER

DES APPLICATIONS LOCALES

DE CRÉOSOTE ET DE CALOMEL

PAR

A. ALVARADO-FRANCHY

DOCTEUR EN MÉDECINE

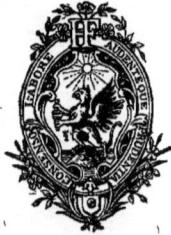

MONTPELLIER
IMPRIMERIE CENTRALE DU MIDI
HAMELIN FRÈRES

1884

DU LUPUS

DE

SES DIVERS MOYENS DE TRAITEMENT

ET EN PARTICULIER

DES APPLICATIONS LOCALES

DE CRÉOSOTE ET DE CALOMEL

PAR

A. ALVARADO-FRANCHY

DOCTEUR EN MÉDECINE

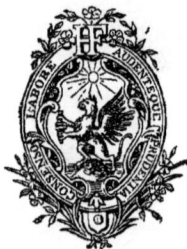

MONTPELLIER
IMPRIMERIE CENTRALE DU MIDI
HAMELIN FRÈRES

1884

A LA MÉMOIRE

DE MON PÈRE ET DE MON GRAND-PÈRE

FRANCISCO DE ALVARADO-HERRERA

A MA MÈRE

MARIA DE LOS DOLORES FRANCHY DE ALVARADO

A MES FRÈRES

FRANCISCO, PABLO Y JOSÉ DE ALVARADO

A. ALVARADO

A MONSIEUR LE DOCTEUR PLEINDOUX

Chirurgien en chef de l'Hôtel-Dieu de Nimes.

A MES MAITRES

A MES AMIS

A. ALVARADO

A MONSIEUR LE DOCTEUR FLANDOUX

INTRODUCTION

Pendant notre internat dans les hôpitaux de Nîmes, les cas de maladies de la peau se sont offerts assez fréquemment à notre observation. Destiné à exercer la médecine dans un pays où les maladies cutanées occupent une grande place dans les statistiques nosologiques (îles Canaries), nous avons plus particulièrement dirigé notre attention vers ce genre d'études.

Une des plus graves affections, et parfois des plus rebelles à tout traitement rationnel, est sans contredit la maladie cutanée désignée sous le nom de *lupus*. Par sa localisation, malheureusement si fréquente, dans les parties découvertes de la face, nez, bouche, joues, oreilles, elle entraîne des modifications morphologiques qui font le désespoir des malades ; par la longueur de sa durée et la tendance désastreuse, qu'elle manifeste parfois, à la destruction des parties envahies ; par les désordres mêmes, souvent irréparables, qu'elle amène à sa suite, elle constitue une affection extrêmement grave, contre laquelle le médecin doit diriger toutes les ressources de la thérapeutique.

Rien de plus décevant cependant que la thérapeutique du lupus : insuccès fréquents, malgré l'application des moyens les plus énergiques ; récidives communes, guérisons imparfaites : telles sont les déceptions qui attendent le médecin dans le traitement de l'affection lupique. Une des considérations qui doivent, à mon sens, exciter au plus haut degré la sollicitude du médecin, est relative aux difformités persistantes qui reconnaissent pour cause les méthodes thérapeutiques mises en usage. « C'est cependant un devoir, dit Besnier, auquel il n'est pas permis de se soustraire, de mettre en balance la cicatrice spontanée, qui arrivera certainement tôt ou tard, et la cicatrice médicale ou chirurgicale ; et cela d'autant mieux que les applications caustiques faites sur les surfaces lupo-érythémateuses dépassent souvent de beaucoup le résultat prévu, si l'on a calculé d'après l'action du même agent sur la peau saine. » Il faudra donc se mettre en garde contre les effets fâcheux de certains moyens thérapeutiques et obéir au premier précepte de l'art médical : *primò non nocere.*

Ces diverses méthodes thérapeutiques, quelquefois couronnées de succès, restent souvent infructueuses, ainsi que nous le verrons plus tard quand nous en ferons un examen détaillé et approfondi. Dans trois cas graves et rebelles à toute médication, nous avons vu les applications locales de créosote et de calomel suivies rapidement des plus brillants résultats.

En tête de notre travail, nous plaçons les trois observations où nous voyons la thérapeutique instituée par M. Pleindoux amener une guérison que n'avaient pu commencer ni la médication interne, ni l'ignipuncture et autres moyens énergiques.

Dans le cours de nos observations, on remarquera le soin que nous avons pris de noter les antécédents des malades et l'importance que nous avons accordée à l'examen de la poitrine. En effet, la coexistence de lésions pulmonaires plaiderait en faveur de la doctrine nouvelle de l'assimilation de certains lupus aux tuberculoses locales. En toute circonstance, la connaissance exacte de l'état diathésique du malade éclairera l'esprit du médecin sur la nature d'une affection que certains auteurs persistent à considérer comme essentielle et idiopathique, tandis que le plus grand nombre la regarde comme une localisation cutanée de la scrofulose ou de la tuberculose.

DU LUPUS

DE SES DIVERS MOYENS DE TRAITEMENT

et en particulier

des Applications locales de Créosote et de Calomel

Observation I⁰

Femme de quarante ans ; présente attributs de la scrofule ; antécédents héréditaires tuberculeux. Lupus érythémato-tuberculenx, qui a débuté par plaques érythémateuses. Traitement non suivi de succès par iodure de potassium, arsenic, médication sulfureuse, huile de foie de morue à doses élevées, cautérisation.

Guérison rapide, consécutive aux applications locales de créosote et de calomel.

L.... B...., blanchisseuse, mariée à vingt-deux ans et mère d'un enfant qui présente tous les attributs de la scrofule, entre à l'Hôtel-Dieu de Nimes le 4 novembre 1880, salle Sainte-Marie, n° 23, service de M. le docteur Pleindoux.

Antécédents héréditaires : père mort d'un épanchement pleurétique; sa mère a succombé à la tuberculose pulmonaire à l'âge de trente-quatre ans.

Antécédents personnels : manifestations scrofuleuses dans sa jeu-

2

nesse, telles qu'engorgements ganglionnaires, conjonctivites. Émotions morales. Érysipèle à l'âge de quatorze ans.

B.... a été réglée à l'âge de treize ans ; sa menstruation est irrégulière, l'écoulement sanguin peu abondant. A dix-huit ans, elle a des manifestations rhumatismales du côté des membres supérieurs ; cet état pathologique disparaît assez rapidement, sous l'influence du repos et des frictions avec l'alcool camphré. Depuis cette époque, elle a souvent des névralgies intercostales, qui reconnaissent pour cause les refroidissements fréquents auxquels l'expose sa profession de blanchisseuse.

Le début de la maladie actuelle remonte à l'âge de six ans. A cette époque apparut sur la joue droite une tache arrondie, présentant les dimensions d'une pièce de 50 centimes et d'une couleur vineuse ; d'ailleurs, aucun phénomène inflammatoire ne se montra. Un peu plus tard, une seconde tache, offrant les mêmes caractères, envahit le dos du nez.

Tout resta stationnaire pendant longtemps. A l'âge de quatorze ans, elle vit apparaître de nouvelles taches sur les joues. La santé générale n'était pas altérée.

A dix-huit ans, le mal paraît avoir pris un développement plus considérable ; les taches qui existaient aux joues et au nez étaient devenues plus saillantes. La malade raconte que les taches de la joue droite offraient de petites nodosités, qui s'étendaient jusqu'à la région parotidienne droite et à la région correspondante du cou.

La maladie paraît avoir fait de grands progrès depuis son mariage ; l'amaigrissement est survenu, mais la menstruation est régulière.

Voici l'état de notre malade, lorsque je l'observe à l'Hôtel-Dieu de Nimes :

Poitrine. — Nous constatons à l'examen que la partie supérieure du thorax est rétrécie ; la percussion nous révèle une exagération de sonorité dans la fosse sous-claviculaire gauche et une diminution du murmure vésiculaire, symptômes relatifs à un léger degré d'emphysème.

A la base du même côté, il existait un peu de matité, de l'expiration prolongée ; respiration un peu rude à droite; quelques râles sous-crépitants fins au sommet. Cœur normal ; pas d'athérome artériel.

Lésions tégumentaires. — Le mal est limité à la face et au cou.

La joue droite est recouverte dans sa totalité de nodosités tuberculeuses siégeant sur un fond induré; par places, le tissu cicatriciel, par sa rétraction, entraîne le renversement du bord libre des paupières. Le nez et la région parotidienne ne sont pas épargnés par le mal; nous constatons la destruction complète du lobule de l'oreille et, immédiatement au-dessous, l'existence de larges croûtes de couleur brunâtre, laissant suinter un liquide muco-séreux. L'oreille tout entière est recouverte par de petites squames; le conduit auditif est sain; le sillon naso-labial et les ailes du nez sont détruits par l'ulcération lupique.

Le côté gauche de la face est aussi envahi par le mal, mais à un degré moindre; dans cette région, les plaques érythémateuses occupent la joue et le menton. Le front n'est pas épargné lui-même; des taches érythémateuses, recouvertes de petites squames, ont envahi la région sourcilière; la chute des sourcils est complète. A la partie antéro-latérale du cou existaient des tubercules, dont quelques-uns, déjà ulcérés, atteignaient le volume d'une noisette, tandis que d'autres étaient le siége de petites végétations. Nous voyons dans cette région une rétraction très-prononcée, qui n'est certainement pas sans influence sur le renversement de la lèvre inférieure.—L'engorgement des ganglions sous-maxillaires n'a pu être constaté.

Traitement. — Cette malade fut pendant longtemps soumise, sans succès, à la médication antistrumeuse ; on tenta aussi l'ignipuncture, mais tout fut inutile. C'est alors que M. Pleindoux, mon maître, après avoir supprimé le traitement interne, eut l'idée de recourir aux applications topiques de créosote et de calomel.

Ce traitement fut institué le 1er mai 1882. Le manuel opératoire consistait à tremper un pinceau dans la créosote ; ce pinceau imbibé de créosote était saupoudré de calomel. Ainsi préparé, le pinceau était passé assez légèrement sur les parties envahies par le mal.

Le traitement était quotidien.

Le 10 mai, on constatait déjà une légère modification dans l'étendue et la coloration des plaques érythémateuses du front; seuls, les tubercules du cou n'étaient pas attaqués. Deux des plus développés furent enlevés par les ciseaux. La petite hémorrhagie qui suivit cette ablation fut arrêtée par l'eau froide, et le pinceau fut promené sur cette plaie saignante, ce qui provoqua une sensation douloureuse de courte durée.

Le 20 mai, l'amélioration est manifeste : les parties primitivement atteintes de lupus érythémateux sont recouvertes d'une croûte blanchâtre, qui se détache très-facilement, mettant à nu une surface complétement saine.

30 mai. — Tous les tubercules du cou sont coupés par leur base; après l'hémostase, on fait par-dessus les lotions ordinaires.

10 juin.—Au front la guérison est complète. Les croûtes qui se trouvaient sur les portions excisées tombent, laissant à nu une surface lisse et rougeâtre. On continue le même traitement.

20 juin.— La guérison se fait sur tous les points.

30 juin.'— La peau de la face est souple ; les squames qui recouvraient les surfaces érythémateuses ont complétement disparu. Même traitement.

10 juillet.— On enlève une croûte qui recouvrait une surface ulcérée au niveau du lobule de l'oreille droite; cette surface est recouverte de créosote et de calomel.

20 juillet.— Les croûtes du cou tombent facilement, laissant à nu une surface unie et saine.

10 août. — Il ne reste qu'une légère ulcération à la région parotidienne.

20 août.—La guérison à la face et au cou est absolue. Seule, l'ulcération qui existait au-dessous de l'oreille droite persiste encore.

Le 4 septembre notre malade est placée en qualité d'infirmière dans les salles de varioleux. C'est là qu'elle contracte un érysipèle de la face qui l'oblige à s'aliter pendant huit jours. Reprise à nouveau dans les salles de chirurgie, on lui cautérise au fer rouge la petite ulcération siégeant au-dessous de l'oreille gauche. Ce traitement demeure infructneux, et on se voit forcé de revenir aux applications topiques de calomel et de créosote pour amener une guérison qui, cette fois, es^t complète et définitive.

Cette observation nous paraît intéressante à plus d'un titre. Elle nous montre, réunies chez la même malade, les principales variétés du lupus, depuis les formes bénignes jusqu'aux formes graves, tuberculo-ulcéreuses. En outre, elle démontre d'une façon péremptoire l'incontestable efficacité et la supériorité, sur les autres moyens thérapeutiques employés dans ce cas, des applications locales de crésote et de calomel.

Observation II

Lupus érythémateux de la face et du cou

Le nommé B..., vingt ans, tempérament lymphatique, constitution faible, entre le 4 septembre 1881 à l'Hôtel-Dieu de Nimes, où il est placé au n° 7 de la salle St-Charles.

Interrogé sur ses antécédents héréditaires, il nie l'existence de toute maladie diathésique dans sa famille. Toutefois, ayant eu l'occasion de voir ses parents, j'ai pu recueillir les renseignements suivants : son père, d'un tempérament lymphatique, est d'une constitution assez faible. Deux de ses frères sont morts poitrinaires, un troisième a succombé à la fièvre typhoïde. Sa mère, d'une constitution moyenne, assure qu'elle a toujours eu une bonne santé ; cependant, à l'âge de six ans, elle eut une affection cutanée, ayant pour siége la partie antérieure du thorax, ainsi que l'atteste encore la présence du tissu cicatriciel.

Voici l'état de notre malade au moment où nous l'examinons, au mois d'août 1882 :

Rien à noter du côté des organes thoraciques. Ses antécédents pathologiques se résument dans une attaque de rhumatisme à l'âge de quatorze ans.

Arrivons maintenant à la description de sa dermatose. Ce qui frappe tout d'abord, à l'examen de ce malade, c'est la déformation de la face ; la maladie paraît s'être localisée d'une façon plus spéciale sur le dos du nez et sur les joues. Là les plaques érythémateuses ne laissent que de rares intervalles de peau saine ; elles donnent à la physionomie un aspect repoussant. Au front, les disques érythémateux sont saillants et recouverts de squames grisâtres et adhérentes. Les ailes du nez sont presque complétement détruites ; le canal prédomine à gauche. A la région mentonnière, le lupus a revêtu la forme hypertrophique.

Les paupières supérieures ne présentent rien d'intéressant à noter. Les paupières inférieures sont renversées en dehors par le tissu cicatriciel.

Une large plaque discoïde occupe la région temporale gauche ; la couleur rouge disparaît à la pression ; d'autres taches érythémateuses s'étendent vers la région massétérine et viennent se confondre avec celles de la région sus-hyoïdienne.

Du côté du grand angle de l'œil, on voit encore de petites plaques saillantes, lenticulaires

A droite, mêmes symptômes, mais à un degré moins avancé.

Région cervicale. — Prédominance de la maladie à gauche. Quelques taches arrondies, régulières, saillantes, alternant avec des cicatrices nombreuses, qui nous font penser à une résorption partielle des plaques lupiques dans cette région.

Traitement. — Ce malade a été soumis, sans aucun résultat, à un traitement antiscrofuleux assez énergique.

Au mois de mai 1882, M. le Dr Pleindoux institue le traitement par les applications topiques de créosote et de calomel. Toutes les parties malades sont lotionnées de la même façon.

Quinze jours ne s'étaient pas écoulés, que le malade remarquait lui-même qu'une amélioration considérable était survenue dans son état.

10 juin. — La région frontale est presque complétement saine; les poils des sourcils commencent à repousser.

30 juin. — Presque toutes les plaques sont affaissées et dépouillées de squames.

20 juillet. — On ne trouve plus aucune trace du mal au front et au côté droit; le volume de la face est diminué, la peau devient souple. Le renversement des paupières a presque disparu ; le mal est plus tenace à gauche.

15 août. - Guérison complète. La peau de la face présente une teinte semblable à celle de tout le corps.

20 août. — Le malade quitte l'hôpital.

Observation III

L... B..., âgé de vingt-huit ans, ouvrier ; constitution moyenne ; tempérament lymphatique. A de temps en temps des migraines ; léger degré d'alcoolisme. Aucun antécédent héréditaire connu.

Examen. — Poitrine un peu rétrécie au sommet ; à gauche et en arrière, la palpation révèle une exagération des vibrations thoraciques. On constate en outre, au sommet correspondant, une expiration rude et prolongée, et, lorsqu'on invite le malade à tousser, on entend des craquements fins très-perceptibles.

L'auscultation du cœur révèle un souffle au premier temps et à la pointe.

Notre malade est revenu d'Algérie depuis quatre mois seulement.

Interrogé sur le début de sa maladie, il nous apprend qu'elle a débuté à l'âge de vingt-quatre ans : le menton fut envahi, d'abord, par de petites taches saillantes, indolores. Les plaques qu'on voit sur les joues datent de quatre mois seulement. Elles se présentent : 1° au menton, sous forme de petits tubercules résistants et indolores, d'une couleur rouge foncé, reposant sur une surface épaissie ; 2° sur les joues, sous une forme arrondie, avec une coloration rouge disparaissant à la pression. Certaines plaques sont recouvertes de squames, d'autres en sont complétement dépourvues ; plus pâles et légèrement déprimées à leur portion centrale, elles sont colorées et nettement délimitées sur leurs bords.

Nous avons fait chez ce malade quelques recherches au point de vue de la sensibilité, et nous avons découvert que la sensibilité, augmentée au centre, était considérablement diminuée sur le bord des plaques.

Dans la région du menton, la sensibilité à la température persiste dans son intégrité.

Traitement.—Le malade reste pendant plusieurs mois dans les salles ; les traitements divers auxquels il est soumis par les lotions avec le liniment oléo-calcaire, les bains sulfureux, le régime tonique, n'aboutissent à aucun résultat. Dès que M. le docteur Pleindoux prit son service à l'hôpital, il supprima tout traitement interne et institua sans retard le traitement par la créosote et le calomel.

Convenablemeut faites, les applications topiques de créosote et de calomel ont amené au bout de deux mois une guérison rapide.

Chez tous les malades traités par les applications de créosote et de calomel, nous n'avons observé aucune cicatrice difforme après la guérison. Les surfaces malades redeviennent lisses et reprennent une coloration normale.

CHAPITRE PREMIER

CONSIDÉRATIONS GÉNÉRALES SUR LE LUPUS

Définition. — Le mot *lupus* signifie maladie qui ronge, qui détruit, il est passé de bonne heure dans la terminologie médicale : *Quasi lupus famelicus proximas sibi carnes exedit*, disait Manardus.

Il ne faudrait pas croire cependant que la dénomination de *lupus* doive être accordée à tout ulcère rongeant ; les expressions « lupus syphilitique, lupus cancéreux», sont désormais inacceptables et abandonnées. Tout le monde sait qu'il s'agit, dans ces cas, de syphilodermes, de carcinodermes, qui peuvent simuler le lupus, dont il s'agit précisément de les différencier.

En somme, la dénomination de *lupus* sera réservée à une affection cutanée qui se développe, nous ne craignons pas de l'affirmer, sous l'influence de la diathèse scrofulo-tuberculeuse, affection caractérisée, dans certains cas, par l'existence de plaques érythémateuses recouvertes de squames centrales, et, dans des cas plus graves, par de petites nodosités ou tubercules développés dans la région profonde du derme, d'une coloration rouge ou brunâtre, pouvant subir des modes d'évolution divers, qui modifient singulièrement le tableau clinique de la maladie, soit que ces tubercules, augmentant progressivement de volume, donnent au lupus l'aspect éléphantiasique ; soit que, par leur ulcération, ils entraînent consécutivement l'atrophie cicatricielle de la peau.

PRINCIPALES VARIÉTÉS DE FORME

Nous distinguons deux types principaux : 1° le lupus érythémateux; 2° le lupus tuberculeux ; enfin, une forme intermédiaire ou mixte, le lupus érythémato-tuberculeux.

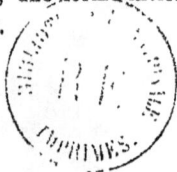

3

Cette distinction fondamentale entre un lupus qui ronge et un lupus qui ne ronge pas, nous la retrouvons dans les leçons cliniques du célèbre dermatologiste Biett, qui l'établissait d'une façon très-nette, dès 1828, dans son enseignement à l'hôpital Saint-Louis. En 1833, le même auteur décrit : 1° un érythème centrifuge ou lupus, qui détruit en surface, forme du lupus *non exedens;* 2° un lupus caractérisé par le développement sur la peau d'un ou plusieurs petits tubercules mous, d'un rouge obscur.

C'est à Cazenave qu'est due la création du terme *lupus érythémateux* (1851), à Willau la description du *lupus tuberculeux.*

CHAPITRE II

SES VARIÉTÉS, SES SYMPTOMES, SON ÉVOLUTION

Le lupus érythémateux constitue la forme la plus bénigne de la dermatose. Les aspects différents suivant lesquels il se présente lui ont valu des dénominations diverses. Cliniquement, les dissemblances sont si considérables parfois, qu'il n'y a pas de sous-variété de l'espèce qui n'ait été décrite comme une affection idiopathique. C'est ainsi qu'il faut assimiler au lupus érythémateux l'ichthyose simple locale de Bateman, l'érythème centrifuge de Biett, le flux sébacé de Rayer, la séborrhée congestive d'Hebra.

Le lupus érythémateux est essentiellement caractérisé par l'existence de plaques rongeâtres qui se développent de préférence à la face, sur le nez et les joues. Au premier abord, la lésion est simplement érythémateuse, constituée par une hypérémie superficielle, non accompagnée de télangiectasies.

A un degré plus avancé, ces surfaces, petites ou grandes, arrondies ou irrégulières, plus ou moins rugueuses, recouvertes d'une production grisâtre très-adhérente, montrent à l'œil nu, et mieux encore à la loupe, une ponctuation fine, correspondant aux orifices glandulaires.

Tous ces types s'associent ordinairement à des degrés divers, pour constituer les variétés mixtes ou communes de l'affection. Ces variations résultent de la combinaison, en proportions variables, des formes élémentaires, du siége topographique, de l'acuité ou de la chronicité de la lésion.

Suivant la localisation ou la dissémination des plaques, nous distinguons avec Cazenave trois formes principales : 1° lupus isolé ou *discoïde*; 2° lupus agminé ou agrégé ; 3° lupus érythémateux généralisé.

I. *Lupus dicoïde*. — Dans cette forme, les plaques érythémateuses apparaissent sous forme de disques, ayant les dimensions d'une pièce de 20 centimes ou de 5 francs. Ces plaques, solitaires, isolées, occupent principalement la face et le cuir chevelu. le nez, les oreilles, le pavillon de l'oreille ; elles sont d'ordinaire irrégulièrement disposées, rangées parfois en lignes serpigineuses.

Les disques, quand ils ont atteint leur maximum de développement, peuvent rester pendant longtemps stationnaires, ou disparaître après l'affaissement et la décoloration de leurs bords. A part quelques rares complications, la santé générale ne semble pas altérée par l'affection lupique.

II. *Lupus agminé*. — Ici les plaques forment de vastes îlots, occupant une grande partie de la face et du cuir chevelu ; cette forme intense résulte de la multiplication des taches primitives.

III. *Lupus érythémateux généralisé*. — M. Besnier a décrit cette troisième forme, dans laquelle l'éruption s'étend à la face et aux extrémités, forme plus grave que les précédentes, s'accompagnant de lésions rénales et d'albuminurie. Ce lupus peut affecter une marche suraiguë ; il est dit dans ces cas *galopant,* s'étend avec une extrême rapidité et se termine parfois d'une manière funeste dans le délai d'une année, à partir du moment où les accidents ont débuté à la peau.

«Au contraire, dit Besnier, cette forme de maladie peut être observée avec une marche lente, chronique, et se prolonger pendant d'assez longue périodes.»

LUPUS VULGARIS OU TUBERCULEUX

Le lupus vulgaire, ou dartre rougeâtre des anciens, est le lupus décrit par Willau. Il est essentiellement caractérisé par le développement de nodosités profondément enchâssées dans l'épaisseur du chorion; l'évolution variable de ces nodosités imprime à la maladie des caractères divers.

Ces nodosités ou tubercules ne doivent pas être confondus avec les papules qui se développent dans les parties superficielles de la peau, tandis que les tubercules prennent naissance dans l'épaisseur du derme.

Ainsi que le font très-bien remarquer Doyou et Besnier, le volume des éléments lupeux, leur siége anatomique, leur mode d'évolution, leur vascularisation dermique, déterminent des formes objectives nombreuses et variées, qui défient toute description complète d'ensemble.

L'évolution des tubercules du lupus donne lieu, avons-nous dit, à des variétés nombreuses; quand, par leur progrès ou leur rétrocession, ils déterminent des troubles marqués de la fonction épidermique, le lupus prend les noms de *squameux, exfoliant, psoriasiforme*. Les degrés divers du trouble apporté à la circulation sanguine et lymphatique, le volume des tubercules et leur mode évolutif, produisent les variétés de lupus *œdémateux, hypertrophique, éléphantiasique*. En Angleterre, le professeur Anderson a décrit, dans son *Traité de clinique* publié à Londres en 1879, une variété de lupus caractérisée par la formation d'excroissances verruqueuses, à laquelle il a donné le nom de *lupus verruqueux*.

Mais une des tendances que manifeste le plus souvent le tubercule lupeux, c'est la tendance ulcérative. Quand l'ulcération est établie, la surface sécrète une matière âcre, *ichoreuse*, se recouvre de croûtes plus ou moins épaisses. Le travail destructif peut rester longtemps superficiel, *lupus vorax superficiel,* ou gagner en profondeur les surfaces atteintes, qui suppurent, se recouvrent de croûtes enchâssées, se garnissent de bourgeons charnus, granuleux, fongueux, végétants. Les couches profondes du derme, jusqu'au squelette cartilagineux ou osseux, peuvent être intéressées : *lupus ulcéreux, térébrant, vorax, phagédénique*. Il arrive quelquefois que l'ulcération, guérissant d'un côté, se propage de l'autre. Il en résulte alors des cicatrices inégales, indélébiles, ressemblant à celles qui succèdent aux divers degrés de brûlure. A la face, de hideuses déformations sont la conséquence de ce

travail destructeur. « Le nez, dit Gilbert, est souvent entièrement détruit et n'offre plus à sa place qu'une ouverture triangulaire rongée et
séparée par la cloison des fosses nasales ; les paupières sont éraillées,
renversées et rougeâtres ; les lèvres, les joues sont rongées, perforées,
labourées par des sillons profonds, inégaux, mamelonnés, formés par
des cicatrices difformes. Enfin le visage, engorgé, tuméfié, défiguré,
privé de ses traits les plus saillants, devient, chez ces malheureux, un
objet d'horreur et de dégoût, qui inspire aux autres et à eux-mêmes
une sorte d'aversion presque insurmontable. Ce qu'il y a de remarquable, ajoute Gilbert, c'est le peu de douleur qui accompagne souvent d'aussi grands désordres. Quelques malades accusent seulement
du prurit, de la cuisson ; il est rare qu'au milieu de ces accidents la
santé générale s'altère. En effet, presque toutes les fonctions impor-
tantes s'exécutent avec régularité ; il n'y a pas de fièvre ; les forces se
conservent, à moins de complications (1).»

Les phénomènes inflammatoires, tels que dermatites, érysipèle, lym-
phangite, phlébite, qui accompagnent l'évolution et l'ulcération des tubercules lupeux, entraînent un épaississement du tissu conjonctif qui
amène avec lui les plus grandes difformités. C'est dans cette forme
éléphantiasique qu'on trouve les jambes épaissies, semblables à des
échasses, masses rigides sur lesquelles on ne peut faire un seul pli.
La surface du membre est tendue, luisante, parfois rugueuse, recouverte de callosités épidermiques épaisses. Le pied est irrégulièrement
épaissi ; sa face dorsale, tuméfiée en forme de bourrelet.

VARIÉTÉ DE SIÉGE DU LUPUS

Le lupus pent faire son apparition dans un point quelconque des
téguments ; mais, ainsi que nous l'avons nettement établi dans l'exposé
des symptômes, la face, et spécialement le ncz, les joues, les lèvres,
sont le siége de prédilection de cette maladie. Au tronc, le lupus af-

(1) Grisolles, *Traité de path. int.*

fecte préférablement la poitrine et les épaules. Quelquefois il envahit, chez la femme, les parties externes de la génération. Huguier publia sur l'esthiomène de cette région un travail remarquable, inséré dans les Mémoires de l'Académie de médecine.

Sans parler des manifestation cutanées, le lupus peut aussi affecter les muqueuses. En 1877, Neumann publia un travail sur le lupus de la conjonctive (1). En Italie, Arturo Raffa s'occupa du même sujet (2). Dans le travail fort instructif de ce dernier auteur, sont relatées trois observations de lupus de la conjonctive, coïncidant avec le lupus de la face.

Suivant le professeur Quaglino, le globe de l'œil lui-même ne serait pas toujours à l'abri de la propagation du néoplasme. Cette opinion est conforme à celle de Neumann; elle est, en outre, confirmée par une observation très-remarquable de lupus grave, relatée par le professeur Giné y Partagas, de Barcelone. Il s'agit d'un jeune homme qui entra à l'hôpital de Santa-Cruz de Barcelone, pour un lupus siégeant dans la région orbito-temporale gauche, lupus qui, après quelques mois, amena la perte complète du globe oculaire.

En France, M. Laillier soutient qu'on ne voit jamais le lupus s'établir d'emblée sur la conjonctive, et Savy, dans sa thèse (Paris, 1876) sur les éruptions de la conjonctive, ne cite pas un seul cas de lupus conjonctival.

Le lupus buccal a été bien étudié par le docteur Homolle (3). L'auteur établit que, dans un cinquième environ de cas de lupus de la face, la muqueuse bucco-pharyngienne présente des modifications très-remarquables, consistant en rougeurs érythémateuses, tuméfaction avec coloration violacée et présence en certains points de granulations miliaires; on voyait aussi parfois des plaques blanchâtres semblables à

---

(1) Neumann Weber primare. *Lupose erkrankung des Auges. Wien med. Presse,* N° 37, 1872, in *Ann. derm.*, T. I, p. 344 ; 1880.

(2) *Del Lupus della conjunctiva e sua cura.* — *Annali d'ottalmologia,* fascicolo 4; 1878.

(3) Homolle, *Scrofules de la muqueuse bucco-pharyngienne.* Paris, 1873.

des cicatrices. La muqueuse n'est pas, non plus, à l'abri de l'ulcération ; la surface ulcérée est jaunâtre ; la peau qui entoure l'ulcération
peut être infiltrée, violacée ou de couleur normale; plus tard, les
cicatrices n'offrent rien de remarquable.

Le lupus du voile du palais a été observé en 1880 par le docteur
Cazin, médecin en chef de l'hôpital de Berck-sur-Mer(1). Fournier
lui-même, dans ses *Leçons cliniques* (mars 1880), cite le cas d'un jeune
homme qui succomba par inanition à un lupus pharyngien.

---

(1) Cazin, *Ann. mal. oreilles et larynx*, t. VI, n° 1; 1880.

CHAPITRE III

QUELQUES MOTS SUR L'ANATOMIE PATHOLOGIQUE
DU LUPUS

Les premières recherches faites sur ce sujet datent de 1883, époque
à laquelle Dauvergne publia ses découvertes sur l'anatomie pathologique de cette affection (1). Dans sa thèse inaugurale sur les inflam-
mations dartreuses, Dauvergne écrit: La peau, pour se préparer à
l'ulcération, s'engorge, se boursouffle par plaques, s'indure et devient
véritablement lardacée. L'auteur a examiné les plaques lupeuses à
diverses périodes de leur évolution. En divisant avec un rasoir la plaque lupeuse des parties superficielles vers les parties profondes, on
remarquait d'abord un tissu cellulaire pénétré par le sang. A une
époque plus avancée, les plaques gagnaient en consistance ; l'indura-
tion s'effectuait peu à peu, s'annonçant par une teinte moins rouge,
et cette teinte s'effaçait par degrés à mesure que le travail du lupus
était plus ancien. Les exfoliations épidermiques cessaient et étaient
remplacées par des croûtes, au-dessus desquelles l'ulcération était for-
formée (Dauvergne).

En Allemagne, Auspitz,Wirchow, ont étudié avec grand soin l'anatomie pathologique du lupus. Leurs conclusions ont été différentes
suivant la période d'évolution des parties examinées ; ces conclusions
sont les suivantes : le lupus est un processus inflammatoire caractérisé par des infiltrations cellulaires, qui se développent sous forme de
masses agglomérées, ayant leur siége primitif dans le chorion.

Le professeur Kaposi arrive aux conclusions qui suivent : en exami-
nant une coupe microscopique pratiquée dans les nodosités lupiques

(1) *Bull. th.*, t. V, p. 117, année 1883.

4

les plus récentes, on voit qu'elle se présente sous l'aspect d'amas plus ou moins arrondis, de cellules accumulées et situées dans le chorion, sous la couche vasculaire et papillaire, qui paraissent normales. A un grossissement plus fort, on aperçoit les foyers lupiques très-nettement délimités au milieu d'un tissu conjonctif normal, qui les entoure de faisceaux épais (1).

L'infiltration des cellules embryonnaires entraîne une augmentation de volume du tissu conjonctif. Dans ce cas, la peau est le siége d'un état d'hypertrophie, en même temps qu'elle est dégénérée.

Enfin les recherches les plus modernes sur l'histologie pathologique du lupus, faites par Chandelux, Larroque, Doyou, Besnier, démontrent l'entière analogie qui existe entre le nodule lupeux et le nodule tuberculeux évoluant au sein du tissu fibreux, dans la peau, le poumon ou la prostate. Ces auteurs, tous dignes d'une si grande confiance, n'hésitent pas à se ranger à l'opinion de Friedländer, qui soutient que le lupus est, au point de vue anatomique, une néoplasie du groupe *tubercule*.

Le moment est donc venu de nous demander ce qu'est le lupus dans sa nature et dans ses causes.

(1) Kaposi, *Tr. m. de la peau.*

CHAPITRE IV

ÉTIOLOGIE ET NATURE

La question de l'étiologie et de la nature du lupus a toujours été l'objet de théories différentes. Nous verrons comment la science moderne est arrivée à démontrer l'identité absolue entre la néoplasie lupique et le tubercule. Disons, par anticipation, que nous acceptons entièrement cette manière de voir. En visitant, avec mon compatriote et ami le docteur Apolinario, l'hôpital St-Lazare de las Palmas (Grande-Canarie), où les lupeux sont en si grand nombre, nous avons examiné bien souvent et interrogé les malades, et toujours nous avons trouvé chez eux ou leurs descendants des signes peu équivoques de la diathèse tuberculeuse.

En France, la théorie que nous pourrions appeler classique consiste à considérer le lupus comme une manifestation de la scrofule dans son degré le plus avancé. Wilson, en Allemagne, l'appelle scrofulodermie; Plumbe, affection strumeuse. Hutchinson, en Angleterre, distingue un lupus scrofuleux et un lupus non scrofuleux.

Herbert-Stowers se déclare partisan de la nature scrofuleuse du lupus. Besnier et Doyou, se fondant sur des considérations cliniques et anatomiques, admettent que cette affection est la scrofulo-tuberculose du derme.

L'idée de considérer le lupus comme une manifestation tuberculeuse de la peau est due à un illustre dermatologiste français : nous voulons parler de Bazin lui-même. La théorie de Bazin trouva un ardent défenseur dans Piorry, qui alla plus loin et admit un rapport intime entre la lèpre et le lupus.

Plus tard, la clinique et les travaux histologiques ont démontré l'existence des tuberculoses locales qui prennent naissance et se développent dans les divers organes, sans manifester la moindre tendance à la généralisation. En outre, les lésions tuberculeuses ont une double tendance qui se manifeste, soit par la destruction, soit par la transformation fibreuse. Ces mêmes phénomènes, ne les retrouvons-nous pas dans le lupus, suivant l'activité plus ou moins grande du processus, suivant que la forme de la maladie est lente ou rapide ? C'est l'une ou l'autre de ces tendances qui prédomine. Dans certaines formes de lupus, la peau est rapidement détruite, *lupus vorax*, à marche galopante, dont on peut voir un bel exemple dans le musée de l'hôpital Saint-Louis (le moule a été pris chez un malade du service de M. le docteur Besnier). Dans d'autres cas, au contraire, le foyer caséeux est limité et enrayé par une véritable barrière fibreuse, qui est, dans certains cas, la cause de la guérison, ainsi que nous le voyons dans certains exemples de lupus érythémateux.

Qui pourra nier qu'il existe une analogie complète entre la marche de cette affection et celle de la tuberculose pulmonaire, où nous voyons prédominer l'une ou l'autre de ces tendances, l'extension rapide ou le développement lent et progressif.

C'est donc l'origine tuberculeuse du lupus que nous devons admettre, laissant de côté l'opinion de certains auteurs, qui veulent rattacher le lupus à la syphilis, surtout à la syphilis héréditaire. Sans doute, il existe une syphilis ulcéreuse ; mais elle a ses caractères spéciaux, et nous apprendrons à la distinguer du lupus proprement dit.

Ce n'est pas seulement sur les preuves cliniques et anatomiques précédemment développées, preuves établies par Köster, Klebs, Friedlander, que repose la doctrine qui fait du lupus une tuberculose locale. Cette théorie a reçu encore récemment, des découvertes nouvelles sur la nature parasitaire de la tuberculose, une confirmation nouvelle.

Depuis la découverte du bacille de la tuberculose par Koch, plusieurs auteurs ont trouvé déjà le bacille de Koch dans des fragments de peau atteints de lupus.

En France, Cornil et Leloir ont récemment fait de nouvelles études sur ce sujet. Voici le résultat de quelques-unes de leurs recherches (1) :

(1) *Semaine méd.*, 2e série, pag. 195 ; 1883.

Nous avons examiné, dit le professeur Cornil, onze cas de lupus : dans les dix premiers, nous avons fait de trois à cinq coupes de peau sans trouver le bacille de la tuberculose ; dans un cas seulement, nous avons trouvé un bacille unique ; mais nous avons dû faire douze coupes de ce dernier fragment de peau. Nous avons inoculé de petits fragments de ces lupus dans le péritoine de quinze cobayes et dans la chambre antérieure de l'œil de quatre lapins. Chez deux cobayes seulement, le résultat de l'inoculation a été négatif ; mais la tuberculose ainsi produite a évolué beaucoup plus lentement que d'habitude. Les granulations tuberculeuses trouvées dans les organes de ces deux cobayes ont été inoculées à d'autres animanx de même espèce, et ceux-ci sont tous devenus tuberculeux : il n'y a aucun doute à avoir sur le résultat de cette expérience. Quant aux lapins chez lesquels ont eu lieu les inoculations, l'un d'eux a été atteint d'une ophthalmie purulente de nature tuberculeuse ; un autre fut atteint d'une petite tumeur ressemblant à ce qu'on a décrit sous le nom de *lupus de la conjonctive ;* les autres lapins n'ont rien éprouvé.

Les expériences de Cornil, acceptées par Grancher, n'ont pas porté la conviction dans l'esprit du docteur Vidal, qui, se plaçant au point de vue clinique, se refuse à admettre l'assimilation que l'on veut établir entre le lupus et la tuberculose. Il y a entre les ulcérations tuberculeuses et celles du lupus des différences trop tranchées pour qu'on puisse admettre une identité de nature entre ces deux processus pathologiques.

Les idées de Friedlander sur la nature tuberculeuse du lupus reçurent du professeur Wirchow une éclatante confirmation : le lupus, dit cet auteur, ne serait qu'une tuberculisation localisée à la peau. (*Traité des tumeurs*).

Larroque (1), dans sa thèse inaugurale sur les recherches anatomiques et la signification pathologique du lupus, conclut avec les auteurs allemands à la nature tuberculeuse du lupus, qu'il considère comme produit par des granulations intradermiques isolées ou confluentes.

(1) Thèse Lyon, 1880.

En 1883, les bacilles du lupus ont été constatés en Allemagne par R. Dermme : bacilles dans trois cas de lupus (1). Pfeiffer a démontré aussi la présence des bacilles de la tuberculose dans le lupus de la conjonctive.

La présence des bacilles dans le lupus fut encore constatée par Krause et Schuchards.

Nous concluons donc, avec Friedlander et les auteurs allemands, avec Cornil et Grancher, que le lupus est la scrofulo-tuberculose du derme; on a pour le prouver des preuves chimiques, anatomiques et histologiques.

(1) V. Dermme, *Berliner Klin Wochenschr.*, 1883.

CHAPITRE V

DIAGNOSTIC

Un point important, dans le diagnostic de toute affection, est la connaissance exacte du début de la maladie. Plus tard, lorsque le mal est parvenu à une période plus ou moins avancée de son évolution, il peut perdre ses caractères distinctifs, et c'est sur des lésions ainsi défigurées, adultérées, que le médecin est appelé à poser un diagnostic. Il ne faut pas oublier que la détermination des formes élémentaires de la maladie d'après les caractères des lésions ultérieures constitue une grande difficulté, et qu'on devra recourir, pour établir un diagnostic, à la connaissance des traitements antérieurs suivis par le malade. Ces traitements ont pu modifier l'affection cutanée au point de la rendre méconnaissable.

La coexistence de maladies cutanées de nature diverse rend le diagnostic plus difficile encore.

Le professeur Hebra considère l'examen objectif de toute affection cutanée comme étant suffisant pour faire le diagnostic d'une maladie de la peau. Nous ne donnons pas d'importance, dit l'illustre professeur de Vienne, ni à l'histoire de la dermatose, ni aux phénomènes subjectifs ; nous devons exclusivement tenir compte des symptômes objectifs : le tact et quelquefois l'odeur. Quelque grande que soit l'autorité du professeur allemand, nous pensons qu'on ne peut et qu'on ne doit pas avoir une confiance absolue dans les symptômes objectifs pour le diagnostic d'une dermatose ; les symptômes subjectifs et l'histoire nous paraissent avoir une importance de premier ordre comme éléments de diagnostic. Aussi la nature essentiellement chronique du lupus, son caractère particulier d'indolence, sa prédilection marquée pour certaines régions, son apparition généralement plus fréquente chez l'enfant, sa tendance à la destruction, la forme de ses ulcères et de ses cicatrices, constituent un ensemble symptomatique propre à caractériser l'affection qui fait l'objet de notre étude. On a cependant pu confondre le lupus avec des syphilides. Le fait suivant prouve que la confusion est possible. Duhring raconte qu'une malade, atteinte d'une dermatose serpigineuse très-vaste et tuberculo-croûteuse de la cuisse, était traitée comme syphilitique. Un traitement énergique n'imprimait aucune modification à la marche de la maladie. Le malade quitte l'hôpital après un an de séjour ; il contracte la syphilis, et vient à nouveau se faire traiter pour un chancre induré et des accidents secondaires. Sa lésion ancienne était un lupus qui guérit par la scarification.

Cette observation démontre jusqu'à l'évidence qu'il n'y a pas identité de nature entre le lupus et la syphilis, et, d'autre part, que l'iodure de potassium et le mercure sont impuissants pour combattre les lésions lupiques.

Le lupus érythémateux peut être confondu avec l'érythème papuleux ou une engelure. Pour le premier cas, il faut se souvenir que les plaques lupeuses sont persistantes et d'une teinte violacée ; dans le second cas, on doit savoir que, si les plaques lupeuses sont luisantes comme celles de l'engelure, elles en diffèrent par l'absence de douleur, par l'amincissement de la peau, qui se recouvre de squames transparentes, semblables à des pelures d'oignon, par les cicatrices qui leur succèdent.

Le lupus tuberculeux ne pourrait être confondu qu'avec les syphilides tuberculeuses. On se souviendra que le lupus est généralement la maladie des enfants, la syphilis secondaire restant généralement l'apanage de l'adulte.

Caractères des tubercules. — Les tubercules syphylitiques sont plus saillants, plus volumineux, ont une tendance à s'ulcérer. Quelquefois ils se recouvrent de squames plus grises, plus sèches, plus adhérentes que celles du lupus. La coloration a aussi son importance : le tubercule syphilitique est d'une couleur rouge cuivré, chair de jambon fumé, entouré à sa base d'un anneau épidermique que Biett appela, le premier, *collerette*. Ce cercle est simplement le résultat de l'exfoliation du feuillet épidermique qui recouvre le tubercule. Le tubercule lupeux a une coloration violacée ; il est en général plus petit, d'une consistance molle, développé sur une surface indurée.

Les tubercules cancéreux se distinguent par leur dureté, leur volume quelquefois considérable, les bosselures de la peau et l'odeur fétide du pus qui s'écoule.

Caractères des croûtes. — Les croûtes lupiques sont enchâssées, dures ou molles, d'une couleur brun jaunâtre ; tandis que les croûtes syphilitiques sont verdâtres ou noires.

Caractères des ulcères. — Ces caractères ont été bien exposés par le professeur Fournier dans ses *Leçons cliniques* (1880). Les ulcères lupiques sont mous, flasques, bourgeonnants, granuleux ; leur fond est mollasse comme leur bord. Le lupus ulcéreux conserve donc encore ce symptôme, qui avec la coloration jaune du sucre d'orge caractérise le lupus tuberculeux. Le fond bourgeonnant de ces ulcères peut même parfois s'exagérer en forme de lésion presque papillomateuse. Le volume des parties atteintes est considérablement augmenté. Le nez, victime si fréquente du lupus, semble hypertrophié ; mais cette apparence est trompeuse, car il est déjà en partie détruit, comme on le verra lors de la cicatrisation.

Cazenave établit ainsi les caractères distinctifs des ulcères lupeux et syphilitiques : l'ulcère lupeux gagne en profondeur de dehors en dedans, tandis que l'ulcère syphilitique gagne en profondeur de dedans en dehors. Les ulcères syphilitiques ont les bords taillés à pic, entourés d'une auréole rouge cuivré, caractères qui n'existent pas dans les ulcères lupiques.

Le lupus hypertrophique offre de grandes ressemblances avec l'éléphantiasis des Grecs, qui, pour certains auteurs, ne serait que le lupus lui-même, modifié par diverses circonstances. En effet, l'éléphantiasis est accompagné d'une déformation plus ou moins considé-rable des traits de la face, où l'on constate des tumeurs bosselées et inégales; mais ces tumeurs sont isolées et séparées par des sillons très-caractéristiques, qui n'existent pas dans le lupus.

Disons, en terminant, qu'une des affections avec lesquelles pourrait être confondu le lupus hypertrophique, c'est la syphilis tuberculeuse, lorsqu'elle se présente avec une intensité telle que la déformation des traits du visage en est la conséquence. Pour éviter l'erreur, il suffit de se rappeler que la syphilis, si hypertrophique soit-elle, est toujours caractérisée par des tubercules saillants, rouges, isolés, de couleur de jambon fumé.

CHAPITRE VI

PRONOSTIC

Le lupus est une des affections cutanées les plus graves, soit par sa tendance destructive, soit par ses complications.

Le lupus ulcéreux est beaucoup plus grave que les variétés où la dégénérescence a lieu sans solution de continuité, comme dans le lupus érythématique. Beaucoup de dermalotogistes pensent que le lupus a un caractère très-fâcheux, quand il se produit sur des points affectés par d'anciennes cicatrices. Le pronostic est particulièrement grave dans le cas de lupus hypertrophique, qu'on voit d'ordinaire chez les gens à tempérament lymphatique et à puissance diathésique. Parmi les complications du lupus, il faut citer l'albuminurie et les accidents thoraciques, qu'on observe chez les malades atteints de lupus érythémateux généralisé.

L'albuminurie peu se manifester dans le lupus érythémateux compliqué d'érysipèle. Cette complication, nous l'avons observée chez un de nos malades, dont le lupus fut compliqué d'érysipèle. Les arthropathies, les néphrites parenchymateuses, sont des complications redoutables du lupus (1).

Nous avons observé chez un de nos malades l'hypertrophie des ganglions mastoïdiens. Cette complication a déjà été étudiée en 1871 Friedlander, qui démontra histologiquement que cette hyperthrophie est produite par une infiltration très-abondante dans l'épaisseur des ganglions des nodosités lupeuses. L'auteur fait observer que les lésions histologiques de ces ganglions sont analogues aux altérations des ganglions scrofuleux, décrits par Schulppel (2).

(1) Besnier, art. RHUM., *Dict. Jaccoud.*
(2) Friedlander, *Untersuchungen uber Lupus*, 1871.

CHAPITRE VII

J'arrive enfin à la partie que je considère comme la plus importante de mon sujet : le traitement du lupus. — Si les discussions, si les opinions diverses relatives à l'étiologie et à la nature du lupus présentent un intérêt théorique pour le médecin, la question de la thérapeutique d'une affection aussi rebelle offre une importance qui me paraît plus grande encore. Le traitement du lupus a été de ma part l'objet de recherches assez nombreuses.

Et d'abord une question se pose :

Doit-on compter sur le traitement interne ? J'ai la ferme conviction, me fondant sur le résultat de mes obsertions, consignées au début de ce travail, que la médication interne est impuissante à elle seule à obtenir la cure du lupus; mais que, dans un grand nombre de cas, elle peut modifier avantageusement l'état général des sujets et venir en aide, par conséquent, aux agents divers de la thérapeuthique externe. Je crois utile, avant d'aller plus loin, de dire quels sont ces agents, et quelle est, à mon sens, leur valeur relative. — Il ne faut pas oublier d'ailleurs que le traitement général occupe pour certains la première place dans le traitement des dermatoses. Le Dᵣ Guiboul recommande aux praticiens médecins, dans son livre (1), de déterminer les trois points snivants avant de se permettre la moindre formule thérapeutique : Quelle est la maladie ? quel est l'état de la lésion anatomique ? quel est le malade ?

Les sudorifiques ont été depuis longtemps employés pour modifier la surface de la peau, particulièrement chez des malades atteints de lupus érythémateux. Cazenave ordonnait à ces derniers les tisanes de

(1) *Traité de nosographie et thérap. des mal. de la peau*, 1883.

salsepareille et de gayac, des bains de vapeur et des lotions ammo-
niacales. Ces moyens agissent, dit le célèbre dermatologiste, en pro-
duisant une excitation locale qui influe heureusement sur la marche de
la maladie. (Cazenave, *Traité des maladies de la peau.*)

Le calomel à l'intérieur et les préparations mercurielles en général
ont donné d'excellents résultats entre les mains de Cazenave. L'huile
animale de Dippell, le tartre stibié, préconisé par Devergie, à la dose
de 0,10 centigr. par jour, doivent être ajoutés à la longue liste des
moyens inefficaces.

Huile de foie de morue. — L'huile de foie de morue est, parmi les
agents de la médication interne, celui qui compte à son actif le plus
grand nombre de succès. Emery, médecin de l'hôpital St-Louis, en
préconisa l'usage, dès 1848, à des doses très-élevées (400 à 1,000 gr.).
Devergie, Bazin, ont obtenu de bons résultats. Le docteur Teirlinck
a eu un cas de guérison chez un lupique auquel il faisait prendre des
doses énormes d'huile de foie de morue.

M. Besnier ne croit pas à l'action de l'huile de foie de morue, et
pense que de telles doses sont absolument intolérables dans nos cli-
mats.

Préparations iodées. — Après l'huile de foie de morue, qui agit surtout par l'iode qu'elle contient, sont venues les préparations diverses
d'iodure de fer, d'iodure de potassium, préconisées par Cazenave, Bazin et Piorry. — L'iodure d'amidon serait un agent utile, d'après le
docteur Colligan. Dans sa communication au Congrès de Cord, Anderson annonça plusieurs succès dus à l'emploi de cet agent contre le
lupus érythémateux. Le savant professeur de Glascow fait observer
que tous les lupus guéris sont des lupus érythémateux ; l'iodure d'a-
midon n'est pas un agent infaillible, mais peut être considéré comme
un appoint important à la thérapeutique de l'une des affections cutanées les plus tenaces. L'iodoforme a, lui-même, fait son entrée dans
la thérapeutique du lupus érythémateux, non sans quelques succès (1).

(1) Besnier, *Ann. du dermat.*, 1880.

Les arsenicaux agiraient, d'après certains auteurs, sur la diathèse, dont le lupus ne serait que la manifestation. Ils paraissent surtout utiles lorsqu'ils sont employés à titre d'adjuvant de la médication externe. Les préparations arsenicales les plus employées sont la liqueur de Fowler, celle de Pearson, les granules Dioscoride. Ces derniers sont considérés comme inutiles par le docteur Guibout (1), qui conseille les deux préparations suivantes :

> Arséniate de soude . . .   0,10 centigr.
> Eau distillée . . . . . .   500 gr.

Chaque cuillerée à soupe de cette solution contient environ deux milligrammes d'arséniate de soude.

Comme préparation solide, le docteur Guibout préfère la suivante :

> Arséniate de soude . . . . . .   1 millig.
> Extrait de gentiane . . . . . .   10 centig.
> Pour une pilule.

Ces deux préparations ont l'avantage d'être très-exactement titrées.

L'emploi de l'arsenic exige une surveillance attentive du côté des organes digestifs ; il faut en suspendre l'usage, si ces organes ne sont pas dans un état de parfaite intégrité.

Le dépuration de l'économie doit être obtenue, non-seulement par les diverses médications, mais encore par un régime profondément modificateur. Le professeur Dirhing, de Pensylvanie (2), recommande les aliments très-substantiels : viande, lait, œufs et bière. En outre, il sera utile de recourir fréquemment, ainsi que le conseillait Dauvergne en 1847, à des éliminations répétées par des évacuations intestinales, rénales ou cutanées, successives, renouvelées et persistantes. Ce sont là les vrais moyens par lesquels on peut opérer la dépuration de l'organisme. Le professeur Hardy se range à cette manière de voir (3).

(1) *Loc. cit.*
(2) Dirhing, *Tr. de dermatologie*, 1882.
(3) Hardy, art. Eczéma, *Dict. de méd. et de chir. prat.*

On pourra donc. avec fruit, administrer aux lupiques des purgatits légers, pour exercer une légère dérivation sur les voies digestives. Nous proscrivons les purgatifs drastiques et nous conseillons l'usage du calomel, du sulfate de soude ou des eaux minérales purgatives, Pulna, Sedlitz, Hunyadi-Janos.

Nous conseillons aussi l'emploi d'une eau minérale qu'on trouve dans l'île de Fer. Cette eau, analysée par Orfila, renferme de l'acide sulfhydrique, du bicarbonate de soude, de la chaux, de la magnésie, un peu de fer et une forte proportion de chlorure de sodium. Cette source jouit d'une grande réputation contre les affections de la peau. Beaucoup de lépreux et de lupeux des îles Canaries se sont bien trouvés de son emploi.

Pour résumer, en terminant, notre opinion sur la médication interne, nous dirons qu'il est permis de considérer, avec Hebra, les moyens médicaux comme impuissants à obtenir par eux-mêmes la guérison du lupus; que, néanmoins, ces moyens peuvent modifier de la façon la plus heureuse l'état général ou diathésique, favoriser la régression du néoplasme, empêcher les récidives, en un mot préparer les voies à la thérapeutique externe.

TRAITEMENT EXTERNE

REVUE DES PRINCIPALES MÉTHODES THÉRAPEUTIQUES

Nous rangeons toutes les méthodes que nous allons passer en revue sous trois chefs principaux :

1° Médication topique,
2° Médication sanglante,
3° Médication caustique.

I. — *Méthode topique*

Dans l'énumération de ces divers moyens nous trouverons des agents qui agissent simplement à titre de topiques émollients, d'autres comme résolutifs ; enfin un grand nombre manifestent leur action curative en donnant naissance à un travail phlegmasique, susceptible d'amener la guérison par irritation substitutive.

Citons d'abord les topiques émollients, douches de vapeur tiède, cataplasmes de fécule, dont l'action doit être assurément insignifiante. Les huiles agissent en ramollissant les croûtes. L'huile de cade a été longtemps regardée comme un moyen utile ; mais on lui reproche avec raison son odeur insupportable, qui persiste et répugne aux malades, et l'irritation trop vive de la peau. Elle ne mérite pas, en somme, tous les éloges qu'on lui a accordés. En Espagne, le professeur Giné y Partagas emploie avec quelques succès l'huile de genièvre pour le lupus érythémateux. Cette huile modifierait avec avantage les ulcérations lupeuses ; mais la récidive est fréquemment observée, ainsi que le même auteur l'avoue dans son livre (1).

L'emploi du savon de potasse dans le traitement du lupus est dû à Hebra. Les expériences de l'illustre professeur de Vienne furent confirmées en France par Laillier, qui généralisa son emploi à l'hôpital St-Louis. Sur les dix cas de lupus traités par le savon noir, sept se rapportent au lupus érythémateux, trois au lupus tuberculeux ulcéré. Chez tous ces malades, il s'est produit une amélioration notable, consécutive à cette médication.

On a eu recours aux emplâtres, au premier rang desquels nous trouvons l'emplâtre de Vigo. Ils agiraient comme résolutifs, en déterminant une sorte de balnéation et de macération locale qui favoriserait la résorption des nodosités lupiques. Hebra, Kaposi, Besnier, ne croient pas à la vertu des emplâtres ; d'après ces auteurs, on a confondu avec la guérison des améliorations certainement éphémères.

En 1850, Payan, d'Aix, appliqua le styrax au traitement du lupus. Dauvergne, Girou et autres dermatologistes obtinrent quelque succès par ce moyen.

L'emploi du goudron, dans le traitement de l'affection lupique, fut adopté par Emery et par tous les dermatologistes qui se sont succédé

(1) *Loc. cit.*, p. 688.

à l'hôpital Saint-Louis (1). Les bons effets du goudron furent constatés non-seulement en France, mais à l'étranger. Le professeur Olavide, de Madrid, et le professeur Partagas, de Barcelone, ont loué le goudron, dont les effets seraient surtout remarquables sur les lupus érythémateux.

Nous arrivons maintenant à l'énumération des irritants et des caustiques. Parmi les nombreuses pommades employées, nous mentionnerons seulement celle à l'acide pyrogallique, à l'iodure de mercure, employée par Hardy. Giné y Partagas se sert d'une pommade ainsi composée : axonge, 30 gr. ; goudron, 6 gr. ; calomel à la vapeur, 1 gr.

La teinture de cantharides, louée par Anderson, n'a donné que peu de succès. Le professeur Olavide fait usage de lotions phéniquées dans le traitement du lupus et de la lèpre.

Hebra recommande la teinture d'iode pure ou associée à la glycérine.

Le docteur Tilburg, dans un important travail publié en 1874, rapporte plusieurs observations de lupus érythémateux traités avec succès par les lotions faites deux fois par jour, avec une solution diluée de sous-acétate de plomb et un liniment oléo-calcaire; les malades prenaient en même temps à l'intérieur l'huile de foie de morue, le fer et le quinquina. L'auteur de ce travail pense que, lorsque un lupus est vivement congestionné et sensible, les caustiques, tout en le guérissant au point d'application, ne peuvent s'opposer à son extension (2).

L'acétate de zinc aurait donné de bons résultats entre les mains de Weisse, qui l'emploie en cristaux et l'applique toutes les semaines jusqu'à complète cicatrisation (3).

Le phosphore a été recommandé par certains auteurs, par M. Bourges en particulier. Il est probable que son mode d'action consiste à combattre l'hyperémie, à diminuer l'apport du sang au néoplasme, qui disparaît peu à peu par défaut de nutrition.

(1) *Bull. de thér.*, 1833, 1843, 1847, 1852.
(2) *Ann. derm.*, t. VI, 1874, 1875.
(3) Weisse, *Ann. journ. of syph. and. derm.*, octobre 1870.

Nous avons déjà parlé des recherches d'Anderson sur l'emploi de l'iodoforme à l'intérieur; on a songé aussi à l'employer comme topique à l'extérieur. C'est ainsi que l'iodoforme en solution dans le sulfure de carbone a été préconisé contre le lupus ulcéreux, et particulièrement contre l'esthiomène de la vulve, par le docteur J. Chéron. L'iodoforme est très-soluble dans le sulfure de carbone. Pour appliquer cette solution, on se sert d'une baguette de verre, qui ne peut porter qu'une très-petite quantité de liquide à la fois. Dès que l'évaporation du sulfure de carbone est terminée, on aperçoit sur l'ulcère une tache jaune d'iodoforme très-adhérente : la tache jaune indique quels sont les points de l'ulcère touchés par la solution. La formule du docteur Chéron est la suivante : sulfure de carbone, 30 grammes; iodoforme, 5 grammes. Le docteur Chéron est parvenu, dans son service de l'hôpital Saint-Lazare, à obtenir la cicatrisation de lupus très-rebelles (1).

En 1881, le docteur Richardon publia un travail sur l'action de l'éthylate de soude en solution alcoolique sur la forme végétante du lupus. Cet agent amènerait une destruction prompte des nodosités et serait en même temps antiseptique (2).

Du Traitement topique du Lupus par la Créosote et le Calomel

Les idées généralement acceptées sur l'origine tuberculeuse du lupus devaient nécessairement conduire les médecins à expérimenter le mode d'action des substances dont l'influence sur la tuberculose interne n'est pas douteuse ; c'est à ce titre qu'ont été successivement employés la créosote, le calomel, l'arsenic, le sulfure de mercure, etc.

Malgré mes recherches, je n'ai trouvé aucune mention relative à l'emploi du mélange de créosote et de calomel pour le traitement du lupus. Dans le cours de nos observations, il est facile de s'apercevoir

(1) *Gazette des hôpitaux*, t. II, année 1881.
(2) *Idem.*

que l'amélioration sous l'influence de ce traitement a été toujours rapide. Le manuel opératoire est d'ailleurs des plus simples, et tel que nous l'avons indiqué plus haut.

L'efficacité de cette médication nous paraît tellement peu douteuse, que nous sommes décidé à l'employer dès que l'occasion s'en présentera. Je ne puis pour le moment qu'exprimer ce regret, c'est que les circonstances ne m'aient pas permis de prolonger mon séjour dans l'hôpital de Nîmes, où j'aurais certainement vu la méthode de M. Pleindoux couronnée de nouveaux succès.

II. — *Méthodes sanglantes*

Le traitement mécanique du lupus s'obtient par des méthodes sanglantes, au nombre de trois principales : 1° l'extirpation, 2° le râclage, 3° les scarifications.

Extirpation. — Méthode radicale, en apparence fort simple, tantôt préconisée, plus souvent rejetée ; l'extirpation constitue, à mon sens, un mode de traitement défectueux. L'ablation des surfaces lupeuses, parfois si étendues, amène des déformations beaucoup plus graves que celles de la maladie elle-même ; on doit compter, en outre, avec la possibilité d'une auto-inoculation, les récidives sur place, la repullulation du néoplasme.

II. *Râclage.* — Ce mode de traitement mécanique a pris, depuis les publications de Volkmann, une grande extension (1). L'application de la cuiller tranchante au traitement de plusieurs affections cutanées avait été faite, plus de vingt ans avant, dans le service de Fischer, à Cologne. Hebra, de Vienne, fait une étude sérieuse de cette méthode ; Aubert, de Lyon, importe en France la pratique de l'illustre professeur de Vienne.

Pour pratiquer le râclage, Volkmann se servait d'une curette ronde

(1) Sammlung, *Klinische Vortrag.*, 1870.

ou ovale, à bord tranchant; la partie malade, préalablement anesthé-
siée, était fortement ruginée avec cette curette, qni n'endommageait
que difficilement les parties voisines encore saines. L'hémorrhagie
consécutive à la rugination est facilement arrêtée par l'eau froide et la
compression à la ouate. Après deux ou trois jours, d'après Hebra, le
dépôt grisâtre formé par des couches de tissus déchirées se détache,
et il·s'établit une bonne granulation. Cette méthode, importée en Angleterre avec de notables perfectionnements, par Balmanno Squire, est
battue en brèche de nos jours par Besnier, qui dresse contre elle les
arguments suivants : ou bien le râclage enlève les parties malades
dans toute leur étendue et leur profondeur, et alors il n'est qu'un
procédé d'extirpation défectueux; ou bien il laisse les foyers lupeux
incomplétement fouillés, et dans ces cas la récidive et la règle.

III. — *Scarifications*

L'honneur de la découverte des scarifications punctiformes revient à
Volkmann lui-même, qui les pratiquait, après le râclage, pour attein-
dre les foyers lupeux implantés au-dessous de la surface dermique
ruginée. Balmanno Squire remplaça la scarification ponctuée par la
scarification linéaire, qu'il pratiquait avec une aiguille appropriée,
semblable à celle de la cataracte (1). Les scarifications linéaires de
Squire étaient séparées les unes des autres par une distance de 4 mil.
En France, E. Vidal fit des scarifications quadrillées ou losangiques,
au moyen d'une lame courbe ressemblant au scarificateur conjonctival
de Desmarres. C'est à Vidal que revient l'honneur d'avoir appliqué la
méthode des scarifications linéaires au traitement d'un grand nombre d'affections cutanées, d'en avoir vulgarisé et précisé le mode opératoire. Il consiste à hacher dans tous les sens, régulièrement, l'îlot de
peau lupeux; on couvre ainsi la partie malade de hachures losangiques,
rapprochées, à la manière de l'ombre d'un dessin à la plume. La pro-

(1) Balmanno; London, 1874.

fondeur à laquelle doit pénétrer l'instrument est mesurée par la résis-
tance qu'il rencontre. La section des capillaires anémie rapidement
la plaque de lupus, et la phlegmasie qui se développe favorise la résorption du néoplasme. Voici quel est, d'après Vidal, le processus his-
tologique suivant lequel s'accomplit la réparation (1) : « Les cellules
lupiques les plus avancées, celles qui sont en voie de segmentation,
aussi bien que les cellules géantes, subissent la dégénérescence granulo-
graisseuse, et sont détruites pendant la phase d'inflammation, tandis
qu'une partie des cellules les plus jeunes, les cellules embryonnaires,
celles qui se présentent sous la forme de noyaux, entraînées dans le
processus cicatriciel, se modifient et concourent à la formation du
tissu conjonctif.»

Cette méthode des scarifications linéaires est, selon Besnier, une
des plus brillantes qui se soient produites jusqu'à présent. Nous pou-
vons cependant lui adresser le reproche de ne pas empêcher les récidives. Il est, d'ailleurs, des cas où l'on n'obtient pas par ce moyen le
moindre résultat.

III. — *Méthode caustique*

L'idée de détruire par des caustiques la néoplasie lupique est toute
naturelle ; aussi la trouvons-nous réalisée depuis l'antiquité jusqu'à
nos jours. Parmi les agents topiques capables de produire une action
caustique, nous trouvons l'arsenic. L'arsenic fut employé par Rhazès,
non-seulement pour combattre la lèpre, mais aussi le lupus lui-même,
qu'il appelait *herpes esthiomène*. Le passage suivant de Rhazès est
très-explicite : « Arsenici omnes species calendæ sunt, et comburentes.
» Medentur scabiei, et ulceribus putridis, et lepræ ulcerosæ, herpeti
» præterea esthyomeno et pediculis, necnon asthmati, si vel cum illo
» suffumigatio aut epithema fiant. » Avicenne avait reconnu les propriétés curatives de l'arsenic : « Ceratum factum ex eo confert contra
» herpetem esthiomenum, ulcero succuque in ore, in naso. »

(1) 1880. *Lect. à l'Académie de méd.*

Hebra a modifié de la façon suivante la pâte arsenicale du frère Côme: arsenic blanc, 0,50; cinabre artificiel, 2 gr.; onguent rosant, 1 gr. Cette pâte est étendue sur de la toile en épaisseur variable, et appliquée sur les parties atteintes.

Les préparations arsenicales auraient la propriété de borner leur action destructive aux tissus morbides et d'épargner, par conséquent, les tissus sains.

Le chlorure de zinc est à peu près complétement proscrit de la thérapeutique du lupus et entraîne en effet des pertes de substance et des destructions déplorables. L'idée d'introduire l'agent caustique au centre même de la masse lupique, pour détruire la néoplasie, est due à Veiel : les ponctions étaient faites avec un instrument muni de six lames de lancettes, et les surfaces étaient imprégnées d'une solution alcoolique de chlorure de zinc à 50 %.

En Italie (1877), Campana remplaça le chlorure de zinc par le perchlorure de fer. Le savant professeur Auspitz eut recours aux badigeonnages avec la glycérine iodée. En 1877, Auspitz fait paraître un second travail, où il recommande de tremper les lames des lancettes dans une solution d'iode et d'acide phénique. La lancette ainsi préparée est portée jusqu'au milieu des nodosités lupiques.

Le traitement du lupus par les ponctions multiples suivies de la cautérisation fut modifié par le docteur Schiff, qui pratiquait les ponctions à l'aide d'une aiguille tubulée, munie d'une pipette remplie de glycérine iodée. Un emplâtre hydrargyrique recouvrait les parties malades entre deux opérations. La durée du traitement était de trois mois ; après quoi les nodosités lupiques avaient disparu, laissant à leur place un tissu blanc, cicatriciel. L'auteur ne manque pas de faire observer dans son travail que, dans tous les cas traités par sa méthode, la récidive n'a pas eu lieu. On constate, en outre, dans les cinq observations qui font le sujet de sa communication, l'insuccès complet de l'acide pyrogallique dans le traitement du lupus. L'observation IV est démonstrative à cet égard. Une femme de 38 ans portait un lupus érythémateux sur les joues et la face dorsale du nez : le nez et la joue gauche furent traités par les ponctions et les injections iodées, tandis que la joue droite fut traitée par l'acide pyrogallique. L'insuccès de ce dernier mode de traitement fut tellement évident, que Schiff se vit obligé, pour obtenir la guérison, de recourir aux injections iodées, précédées de ponctions multiples (1).

Caustiques ignés

La cautérisation en masse par le fer rouge semblerait devoir occuper la première place dans le traitement du lupus, à cause de ses propriétés de destruction immédiate et complète de la masse lupeuse. C'est pourquoi la cautérisation en masse, à l'aide du thermo-cautère ou du galvano-cautère, a trouvé de grands partisans, surtout en Allemagne, où le professeur Hebra, et après lui Neumann, Kaposi, ont fortement recommandé l'usage de son emploi. En France, la destruction en masse du lupus par le thermo-cautère a été suivie d'un heureux résultat dans les mains de Haraud (2). Dans un travail du docteur Aubert, nous voyons que Haraud se sert, pour cautériser les nodosités lupiques, d'un gros cautère à boule, porté au rouge vif par le gaz ou par le charbon de bois. On obtient ainsi un rayonnement calorifique plus intense et une énergie d'action pius considérable.

· La méthode d'Hebra consiste à détruire le lupus à l'aide de l'anse galvanique. Le fil de platine rougi à blanc est plongé dans les tubercules lupiques disséminés ; les tubercules confluents sont cautérisés à l'aide d'une tige de porcelaine conique, entourée de spirales de fils de platine. Les tubercules, dans le lupus hypertrophique, sont abrasés par le platine disposé en forme de couteau.

Besnier, Vidal, Guibout, ont obtenu de la cautérisation ignée d'excellents résultats. Dernièrement encore, le docteur Guibout traitait avec succès un lupus végétant par le thermo-cautère, en même temps

(1) E. Schiff, *Viertel Jahresschrift für Dermatologie und Syphilis.* 1880, n° 3.
(2) Aubert, *Annal. dermat.*, t. IV; 1833.

qu'il faisait subir à son malade un traitement interne. La seule objection à opposer à la pratique des médecins de l'hôpital St-Louis, c'est la persistance fort disgracieuse, à la face, de cicatrices qui sont la conséquence presque obligée de la cautérisation.

Quoi qu'il en soit, d'après les statistiques allemandes et françaises, l'emploi du thermo-cautère, comme moyen destructeur de l'affection lupique, semble préférable à bien d'autres moyens de traitement.

Procédé opératoire. — Le malade est étendu horizontalement, la région à cautériser parfaitement éclairée, la tête soutenue par un aide. La pièce de platine est chauffée au rouge sombre, jamais au rouge blanc ; il est important de s'arrêter au rouge sombre, si l'on ne veut pas que l'opération devienne sanglante. Cette précaution est surtout importante dans les premières séances, quand on cautérise des surfaces fongueuses, très-vasculaires, ou encore quand les sujets s'agitent, font des efforts et congestionnent vivement leur peau. Il faut, dans ces cas, surveiller attentivement la nuance de la pièce ignée et procéder avec lenteur. On pratique avec la pointe de platine ainsi rougie une série de ponctuations, séparées les unes des autres par 1 millimètre de distance environ. Lorsqu'on a affaire à de vastes surfaces lupiques, telles que celles qui occupent toute la face, dans ce cas les cautérisations linéaires faites avec le couteau fin du thermo-cautère, ou avec le couteau galvanique à deux, trois ou quatre lames parallèles, ou bien simplement les ponctions multipliées avec le cautère cylindro-conique fin de Paquelin, permettent d'arriver au but dans un temps relativement rapide. Il est inutile de faire observer que semblable traitement doit être manié avec ménagement, quand il s'agit de traiter le lupus de la conjonctive, de la muqueuse buccale, palatine, pharyngée.

Le meilleur moyen de pansement, après la cautérisation, consiste à employer l'éther iodoformé.

En 1882 (1), le docteur Richl faisant une revue générale des moyens de traitement externe du lupus, se déclare partisan de l'emploi de l'io-

(1) Richl, *Wiener medizinische Wochenschrift*, in *Ann. derm.*, t. lll; 1882.

doforme sur les surfaces lupiques. Il commence par cautériser la surface de la peau malade à l'aide de la chaux caustique, qu'il enlève, après quelques minutes, avec de la charpie mouillée; il applique sur la surface ainsi privée de son épiderme une couche de 1 à 2 mill. d'iodoforme finement pulvérisé. L'application de cet agent sur les parties malades ne détermine aucune douleur et empêcherait la suppuration de se produire.

En 1883, le professeur Kaposi a inventé un autre moyen de traitement non moins ingénieux que celui de Richl : il applique sur le lupus, pendant vingt-quatre heures, une pâte de naphtal. Le savant professeur emploie avec le même succès la mousse ou savon de naphtal, dont voici la composition :

> Naphtal. . . . . 1 gramme.
> Alcool de savon de potasse. . 25 —
> Alcool de vin . . . . 50 —
> Baume du Pérou. . . . . . . 2 —
> Lait de soufre . . . . 10 — (1).

Un dermatologiste américain, dans une revue générale sur la thérapeutique du lupus, soutient que le traitement igné n'entraîne pas toujours la résorption définitive des nodosités lupiques.

Le docteur Fox préfère, en conséquence, se servir d'une pommade à l'acide pyrogallique; il emploie aussi avec succès les pâtes arsenicales. Selon lui, l'iodoforme serait utile dans les cas où l'infiltration lupique ne serait ni trop étendue, ni trop profonde.

C'est, au contraire, dans les conditions tout à fait opposées, c'est-à-dire lorsque le lupus est étendu et profond, que le nitrate d'argent serait avantageux. On se sert du nitrate d'argent en crayon taillé en pointe, qu'on introduit dans les nodosités lupiques, dans l'intérieur desquelles on le retourne. Après l'emploi de ce moyen, la guérison se fait d'ordinaire assez vite, et l'on obtient une bonne cicatrisation.

(1) *Ann. de derm.*, tom. IV, pag. 47; 1883.

La récidive, s'il faut en croire le Dr Fox, ne se fera pas longtemps attendre ; elle débutera par de petites papules d'un rouge brun, situées sur les bord ou au milieu du tissu cicatriciel. Il faut arriver, dans ces cas, à une opération plus radicale : on énuclée les foyers lupeux avec une petite curette, et on introduit dans les cavités ainsi formées un cône de nitrate d'argent. Dans ce même travail, Fox se déclare partisan de la curette ; l'utilité de la scarification serait manifeste lorsque la maladie a pour siége le nez ; le mal est détruit sans déformation consécutive. Le même auteur n'a eu qu'à se louer des bons effets de l'éthylate de soude ; cet agent produit des phlyctènes et, grâce à une action toute spéciale sur les vaisseaux, fait disparaître les plaques lupeuses, lorsque la maladie se trouve à la première période de son évolution. Les cicatrices obtenues par ce moyen n'amèneraient pas de déformations (1).

Tous les traitements dirigés contre le lupus se trouvent appréciés dans un traité de dermatologie publié à Berlin, dans le courant de la présente année, par le professeur Behrend. Dans cet ouvrage, l'auteur se montre partisan de la scarification linéaire, et surtout de la méthode ignée, qui, selon lui, serait préférable à toutes les autres, puisqu'elle peut être employée dans une période quelconque de l'évolution du lupus.

Le docteur Lutz a employé récemment une pommade renfermant par parties égales de l'iodure de potassium et de l'iodure de mercure. Il recommande aussi la rugination des plaques lupiques (2).

Dans le Congrès de l'Association américaine de dermatologie qui a eu lieu dans le courant de l'année, un savant dermatologiste, le professeur Durhing, a préconisé les lotions faites avec un mélange de sulfate de zinc et d'hyposulfite de potasse.

Dans le même congrès, la méthode sanglante, la cautérisation et les méthodes diverses, ont été discutées par le docteur Piffard et le docteur

(1) Fox, *the Med. News*, 3 M., p. 237 ; 1883.
(2) *Union méd.*, t. XXXV ; 1883

Alexander. Tous deux se déclarent partisans de la méthode sanglante suivie de la cautérisation ignée (1).

CONCLUSIONS

1o Le lupus est une affction cutanée que nous considérons comme une tuberculose locale.

2° Le mélange de créosote et de calomel appliqué sur les plaques lupeuses constitue un moyen thérapeutique sur lequel on peut fonder des espérances. Il abrége la durée de la maladie et réussit là où tous les autres traitements avaient échoué : nos observations en font foi. Nous n'avons observé jusqu'ici aucune récidive.

3° Il n'existe pas d'indication précise pour son emploi. Le lupus érythémateux et le lupus tuberculeux ont été guéris également, à cette différence près que la durée du traitement de ce dernier est bien plus longue.

4° Ce moyen topique ne présente aucun inconvénient ; il ne colore pas la peau en brun ou en noir, ainsi que le font le goudron et l'huile de cade.

(1) *Congrès méd. de l'Association des dermatologistes*, in. *Union méd.*, n° 155; 1883'.

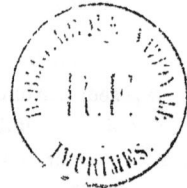

www.ingramcontent.com/pod-product-compliance
Lightning Source LLC
Chambersburg PA
CBHW032311210326
41520CB00047B/2934